ÉTUDES

OPHTHALMIQUES,

PAR

LE Dr RIVAUD-LANDRAU,

OCULISTE,

MEMBRE CORRESPONDANT DE L'ACADÉMIE NATIONALE DES SCIENCES, ARTS ET BELLES-LETTRES (DIJON),
MEMBRE CORRESPONDANT DE LA SOCIÉTÉ DE MÉDECINE DE POITIERS (VIENNE),
ANCIEN MÉDECIN DES BUREAUX DE BIENFAISANCE DE LA MÊME VILLE.

PARIS,
MM. BAILLIÈRE, LIBRAIRES. — V. MASSON, LIBRAIRE.
LYON,
CHARLES SAVY, LIBRAIRE-ÉDITEUR,
Place Bellecour, 14.

1852.

ÉTUDES OPHTHALMIQUES.

ÉTUDES

OPHTHALMIQUES,

PAR

LE Dr RIVAUD-LANDRAU,

OCULISTE,

MEMBRE CORRESPONDANT DE L'ACADÉMIE NATIONALE DES SCIENCES, ARTS ET BELLES-LETTRES (DIJON),
MEMBRE CORRESPONDANT DE LA SOCIÉTÉ DE MÉDECINE DE POITIERS (VIENNE),
ANCIEN MÉDECIN DES BUREAUX DE BIENFAISANCE DE LA MÊME VILLE.

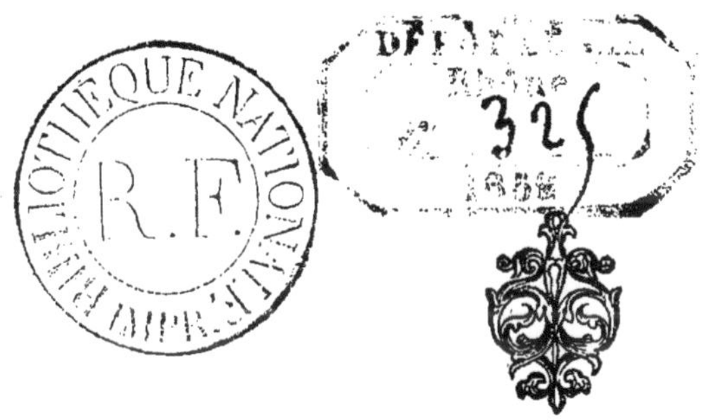

LA GUILLOTIÈRE,
IMPRIMERIE DE J.-M. BAJAT PÈRE, FILS ET Cie,
Cours de Brosses, 8.

1852.

DU TRAITEMENT

DE

L'OPHTHALMIE BLENNORRHAGIQUE.

L'intensité des symptômes et la marche promptement désorganisatrice de l'ophthalmie blennorrhagique, en font une des inflammations les plus graves et les plus dangereuses qui puissent atteindre les organes de la vue. Si nous rappelons ici que douze ou quinze heures de temps suffisent parfois pour amener l'étranglement, la rupture de la cornée et la fonte purulente du globe de l'œil, nous aurons signalé toute la gravité de cette terrible phlegmasie.

D'après cela, il est facile de comprendre que le moindre retard apporté au traitement, peut, dans une semblable inflammation, en compromettre le résultat; d'un autre côté, il faut établir en principe que cette ophthalmie doit être classée parmi ces affections qui, suivant l'expression de M. Bouillaud, doivent être *jugulées*. La première règle d'une thérapeutique sage et éclairée n'est-elle pas, en effet, de savoir régler l'énergie du traitement sur la rapidité des accidents et la violence de la maladie qu'on a à combattre?

Ayant été à même, par ma position de spécialiste, d'observer un assez grand nombre de cas d'ophthalmie blennorrhagique, et d'un autre côté, ayant été assez heureux toutes les fois que j'ai été appelé à temps, c'est-à-dire avant des lésions désorganisatrices irrémédiables, pour obtenir la résolution de la phlegmasie oculaire, j'ai cru utile de consigner ici les réflexions qui m'ont été suggérées par l'observation attentive des faits, ainsi que les idées qui m'ont dirigé dans l'emploi du traitement.

Et d'abord, disons quelques mots sur les symptômes caractéristiques de l'ophthalmie blennorrhagique, appelée par d'autres gonorrhoïque.

Pour éviter toute erreur de diagnostic, je ne crois à une ophthalmie de cette nature que lorsque l'écoulement muco-purulent de la muqueuse oculaire coïncide avec un écoulement urétral de la même espèce. La concommitance de ces deux symptômes est, pour moi, une preuve certaine de la nature spécifique de l'affection de l'œil. Je ne veux pourtant pas dire pour cela qu'il n'y ait que les cas offrant cette coïncidence qui puissent être réputés véritables. On comprend, en effet, que dans certains cas le virus morbifique peut avoir été en contact avec la muqueuse oculaire sans avoir atteint préalablement la muqueuse de l'urètre. Je dis seulement que dans les cas de cette dernière espèce, on peut facilement confondre l'affection existante avec une autre variété d'ophthalmie purulente non spécifique. Disons de suite que l'erreur de diagnostic serait peu importante ; car le même traitement est applicable, sauf quelques modifications, dans ces différentes inflammations.

Il est un troisième symptôme qui, suivant l'opinion du docteur Hairion (de Louvain), doit être considéré comme pathognomonique ; c'est le bubon pré-auriculaire. Toute ophthalmie blennorrhagique, d'après ce praticien, est caractérisée par l'existence constante d'une petite tumeur arrondie ou ovalaire, sous-cutanée, douloureuse à la pression, située au devant de l'oreille, du côté de l'œil malade, et due à l'engorgement des ganglions lymphatiques. Malheureusement, le bubon pré-auriculaire est loin de se présenter constamment comme l'affirme notre confrère ; pour mon compte, je ne l'ai rencontré que deux fois seulement sur plus d'une trentaine d'ophthalmies blennorrhagiques. Je dois dire aussi que je l'ai observé dernièrement, avec tous les signes décrits précédemment, dans un cas d'ophthalmie phelgmoneuse. Ce symptôme ne saurait donc avoir l'importance que lui accorde le médecin belge.

Deux mots maintenant sur le mode de transmission de l'ophthalmie. On admet généralement que cette phlegmasie peut se développer de deux manières, par contagion et par métastase. Dans le premier cas, l'affection est le résultat de l'application directe du virus morbifique sur la muqueuse oculaire. Dans le second, elle serait produite par le transport métastatique du virus sur les organes oculaires. Je dois le dire, malgré l'opinion contraire de Saint-Yves, Beer, Boyer et de quelques ophthalmologistes modernes, ce deuxième mode de transmission de l'ophthalmie me paraît bien hypothétique. Pour mon compte, je n'en ai rencontré aucun exemple bien avéré, bien certain; et dans tous les cas soumis à mon observation, j'ai constamment reconnu que l'inflammation oculaire avait été le résultat de l'application directe du pus urétral sur la muqueuse de l'œil. Je suis donc autorisé à croire, jusqu'à preuve palpable, que les observations données comme résultats d'une métastase, pourraient bien être des erreurs de diagnostic, soit qu'on ait confondu l'ophthalmie spécifique avec des ophthalmies catarrho-purulentes, soit qu'on ne se soit pas livré à des investigations assez scrupuleuses sur la cause de la maladie, soit enfin qu'on ait été trompé par les malades désireux de cacher la gonorrhée urétrale. Ce qui me fait encore douter de la possibilité d'une métastase, c'est que je n'ai jamais vu que l'écoulement de l'urètre, fût en quoi que ce soit influencé par le développement de l'inflammation oculaire. Ceci établi, j'arrive au traitement.

Trois indications principales sont à remplir, suivant moi, dans le traitement de l'ophthalmie blennorrhagique. Je les résume ainsi : 1° Combattre les symptômes inflammatoires ; 2° arrêter la sécrétion du muco-pus; 3° attaquer directement la cause morbide spécifique. Ces trois indications sont les bases du traitement. Les anti-phlogistiques de toute espèce répondent à la première indication; les moyens abortifs portés sur la muqueuse malade rempliront la seconde; le remède spécifique correspond à la troisième. On comprend que ces moyens divers doivent être variés, suivant les circonstances, en les mettant en rapport avec l'intensité de la maladie, le tempérament du malade et les lésions oculaires. Quelques observations mettront en relief ces principes généraux.

Observation première. M. D..., de Nuits (Côte-d'Or), âgé de vingt-un ans, d'un tempérament lymphatique, se présenta à ma consultation le 19 novembre 1842. Ce jeune homme, à la suite d'un coït impur, avait été atteint, six semaines auparavant, d'une blennorrhagie urétrale. Dix jours après l'apparition de cet écoulement, une violente inflammation s'empara des deux yeux à la fois. Le malade se rappelait parfaitement s'être frotté les yeux après avoir touché à la verge. La phlegmasie oculaire offrit alors tous les symptômes qui caractérisent l'ophthalmie gonorrhéïque. Au début, et dans un intervalle de temps très court, tuméfaction énorme des paupières supérieures, chémosis considérable de la conjonctive oculaire, photophobie intense, excessivement douloureuse, larmoiement continuel, puis sécrétion abondante et continuelle d'un liquide muco-purulent, douleurs intenses du globe oculaire, s'irradiant à la tempe, au front et à toute la superficie crânienne.

Le médecin qui, à cette époque, fut appelé auprès du malade, ordonna une saignée du bras; plus tard, deux purgations à quelques jours d'intervalle, quelques tisanes sudorifiques et des fomentations émollientes sur les parties malades. Après six semaines de ce traitement, la maladie n'ayant pas subi d'amélioration, on me conduisit le malade. Voici dans quel état se trouvaient alors les yeux.

1° Les paupières supérieures des deux yeux sont renversées en dehors, et présentent une hyperthrophie énorme formant à chaque œil un bourrelet oblong, de la grosseur d'une noisette. La muqueuse palpébrale qui forme ces deux ectropions est d'un rouge vif, et recouverte de granulations épaisses qui lui donnent l'aspect d'une framboise à moitié mûre. L'ectropion de l'œil droit est un peu plus considérable que le gauche. Tous les deux sécrètent du muco-pus. Les paupières supérieures sont boursoufflées.

2° *OEil gauche.* — En soulevant avec le doigt la paupière supérieure de cet œil, on aperçoit une injection rouge très forte dans les membranes; néanmoins il y a peu de chémosis. La cornée est infiltrée et granulée. Cette membrane est rongée par trois ulcérations bien distinctes; la première de ces ulcérations, qui est aussi la plus considérable, est située tout près de la circonférence, à sa partie interne et un peu en bas. Elle intéresse le cinquième à peu près de la circonférence de la cornée. Elle est de largeur inégale et perfore la membrane. Une portion de l'iris fait procidence à travers cette perforation. Le second ulcère, plus petit, de forme irrégulière, occupe la partie inférieure externe de la cornée.

Le troisième, situé un peu au-dessus du deuxième, est rond, de la grosseur d'une tête d'épingle. Ces deux dernières ulcérations ont aussi percé de part en part la membrane qui est plissée et affaissée. La chambre antérieure est vide. L'iris est accolé à la cornée, et offre une couleur terne et grisâtre. La pupille est presque fermée, tirée en dedans et en bas, et complètement obstruée par des exsudations plastiques. La vue est abolie. Pronostic très grave.

3° *OEil droit.* — Même injection des membranes. La cornée est moins granulée. Elle présente une seule ulcération qui se trouve placée vers sa partie médiane externe, et tout près de sa jonction à la sclérotique. Cette ulcération est de forme triangulaire, elle n'intéresse que les premières lames de la membrane. L'iris est atteint par la phlegmasie, il est terne; la pupille est renversée et déformée, parsemée de quelques fausses membranes dans sa partie supérieure. Le malade voit cependant les objets. Pronostic moins grave.

4° Il existe, en outre, une photophobie intense et douloureuse dans les deux yeux, et la muqueuse sécrète continuellement un liquide purulent.

La blennorrhagie urétrale n'a subi aucune modification de la présence de l'ophthalmie.

En présence d'une affection arrivée à une période aussi avancée, et ayant occasionné des désordres aussi graves, il n'y avait d'espoir que dans un traitement prompt et énergique. J'eus donc recours à la médication suivante :

Pour me débarrasser de suite des deux ectropions énormes des paupières inférieures, je les attaquai avec l'instrument tranchant. L'opération fut simple et facile. A l'aide d'un bistouri droit, je fis une incision horizontale, en suivant le bord externe de la paupière inférieure, incision intéressant toute la longueur de cette paupière; puis, avec des ciseaux, j'incisai toute la portion de la muqueuse hypertrophiée. Je cautérisai immédiatement la plaie avec le nitrate d'argent en crayon. Je pansai avec des compresses trempées dans de l'eau blanche. L'opération fut faite aux deux yeux et en même temps. Contre la phlegmasie j'ordonnai :

20 décembre. Application de 20 sangsues aux apophyses mastoïdes ; tisane de salsepareille ; diète.

21. Purgation avec 60 grammes de sulfate de soude ; injections oculaires avec les collyres suivants.

N° 1.

Eau distillée.	125 grammes.
Nitrate d'argent. . . .	50 centigrammes.

N° 2.

Eau distillée.	200 grammes.
Laudanum	50 gouttes.

22. Nouvelle purgation. Continuation des injections.

23. L'ectropion des paupières inférieures a diminué. Les parties cautérisées suppurent abondamment. Les douleurs internes ont diminué. Tisane de salsepareille ; injection.

24. La maladie reste stationnaire. Saignée du bras. Pilules au copahu et au cubèbe ; injections.

25. Amélioration sensible. Les douleurs ont presque disparu. La sécrétion du muco-pus s'est ralentie. L'injection des membranes est moindre. Les ulcères ne sont pas élargis. Continuation des pilules et des injections.

26. L'amélioration continue. Le malade jouit d'un calme complet. L'écoulement oculaire diminue de plus en plus et devient plus séreux. Les paupières inférieures rentrent en place. 20 sangsues aux mastoïdes. Pilules. Frictions autour de l'orbite avec une pommade belladonisée. Le seul symptôme rebelle est la photophobie.

27. Mieux. La pupille de l'œil droit s'est dilatée sous l'influence de la belladone, preuve que la phlegmasie de l'iris diminue. Les ulcérations de la cornée ne bougent pas. La sécrétion purulente est à peu près nulle. Continuation de la pommade, des pilules et des injections.

28. Etat stationnaire. Petite saignée du bras. Purgation avec le calomel et la rhubarbe. Suspension des pilules.

29. Amélioration. Tisane; injections.

30. Mieux. Les ulcères de la cornée tendent à la cicatrisation. Les paupières inférieures sont rentrées en place. La sécrétion a cessé. La photophobie a considérablement diminué. Même traitement.

1er janvier et jours suivants. La maladie marche vers sa résolution. L'œil droit est presque guéri ; l'injection des membranes est à peu près nulle. Les ulcérations de la cornée sont à peu près fermées. L'iris ne présente plus de traces de phlegmasie. La vue est nette dans cet œil, à part une légère photophobie.

10 janvier. Guérison complète.

ÉTAT DES YEUX APRÈS LE TRAITEMENT.

OEil droit. — A part une tache grisâtre, qui tient sur la cornée la place de l'ulcération, on n'aperçoit aucune trace de la maladie. La pupille est nette, et n'est obstruée par aucune fausse membrane. La vision est parfaite.

OEil gauche. — Sur la cornée existent trois albugos épais, suite de la cicatrisation des trois ulcères perforants. L'iris est resté accolé à la cicatrice de l'ulcère, à travers lequel il faisait hernie. La pupille est presque fermée, et a été entraînée par la procidence vers la partie interne et inférieure. La petite ouverture qui subsiste encore est complètement obstruée par une fausse membrane, épaisse et blanchâtre. La vue est nulle. Les deux paupières inférieures sont rentrées en place et ne portent aucune trace de l'opération pratiquée. L'état général est excellent. L'écoulement urétral a disparu.

Cette observation offre un exemple remarquable des résultats importants qu'on peut obtenir par une médication énergique, continuée avec soin et persévérance.

Observation deuxième. M. G..., commis-négociant à Lyon, âgé de vingt ans, d'un tempérament lymphatique, était depuis quelque temps porteur d'un écoulement urétral, quand, au mois d'août 1848, il fut atteint d'une violente ophthalmie de l'œil droit. Le malade se rappelle parfaitement s'être frotté l'œil après avoir pressé la verge. Il y a donc eu contact du pus blennorrhagique avec la muqueuse oculaire, et par suite développement de l'inflammation spécifique.

L'ophthalmie suivit la marche rapide qui la distingue. Un de mes confrères, appelé au début, ordonna une application de sangsues aux mastoïdes, des fomentations avec un collyre insignifiant, et le calomel à doses fractionnées dans le but de provoquer le ptyalisme mercuriel. Au quatrième jour du traitement, la maladie n'avait fait que s'aggraver, et notre confrère avait déclaré qu'il considérait l'œil comme perdu. C'est alors qu'on me fit appeler. Je trouvai l'œil dans l'état suivant :

Tuméfaction et boursoufflement considérable de la paupière supérieure, dont le bord inférieur est d'un rouge violacé ; infiltration séreuse des téguments palpébraux ; injection vasculaire d'un rouge vif, intéressant la conjonctive et la sclérotique ; chémosis assez considérable étranglant la circonférence de la cornée. Cette dernière membrane est terne, infiltrée et recouverte dans sa totalité de granulations grisâtres. L'iris paraît sain. La pupille est resserrée, mais nette. Il y a photophobie intense et douloureuse. La muqueuse sécrète un liquide muco-purulent, dans lequel l'organe baigne continuellement. Tout le côté droit de la tête est le siége de douleurs vives. L'œil gauche est un peu injecté et supporte difficilement la lumière. Le malade est triste, inquiet, désespéré, car il croit son œil perdu. En outre, le calomélas a produit une salivation abondante qui dure depuis vingt-quatre heures, sans avoir déterminé aucun changement favorable dans la phlegmasie.

A ce propos, qu'il me soit permis de dire en passant que

j'ai maintes fois eu l'occasion de constater que l'emploi du calomélas à doses fractionnées, dans le but de provoquer une dérivation sur les glandes salivaires et les muqueuses buccales, ne produit pas en général de modifications heureuses dans les maladies oculaires. Je pourrais citer un grand nombre de faits à l'appui de cette opinion.

Après avoir examiné attentivement l'œil malade, je crus pouvoir porter un pronostic beaucoup moins grave que celui de mon confrère ; je dis au malade que j'étais loin de croire tout espoir anéanti ; je l'engageai à prendre courage, et lui indiquai le traitement suivant : application de vingt sangsues aux omoplates ; injections trois fois par jour avec les deux collyres au nitrate d'argent et au laudanum ; tisane de salsepareille.

Le deuxième jour, purgation avec une bouteille d'eau de Sedlitz à 60 grammes.

Le troisième jour, pilules au copahu.

Les jours suivants, continuation du même traitement.

A partir du quatrième jour de cette médication, la maladie a suivi une marche progressivement décroissante.

Après quinze jours, je supprimai complètement la médication interne, et je remplaçai les injections oculaires par des bains avec un collyre composé de 125 grammes d'eau distillée, de 25 grammes d'eau de laurier-cerise, et de 10 centigrammes de sulfate de cuivre.

Au bout de vingt jours, la guérison était complète. Le malade a conservé son œil aussi bon que s'il n'avait jamais été atteint d'ophthalmie gonorrhéïque. Ce résultat est un des plus satisfaisants que j'ai obtenus dans ma pratique.

Observation troisième. Le 7 novembre 1848, Mme *** de Lyon, me fit appeler pour une maladie de l'œil gauche. Cette personne, âgée de vingt-six ans, d'un tempérament lymphatique, est atteinte, depuis plus de trois ans d'un écoulement vaginal chronique, qui s'augmente sous la moindre excitation vénérienne. Il y a huit jours, après avoir fait des injections dans le vagin, elle a eu l'imprudence de se frotter l'œil gauche avec sa main encore humide. Le lendemain, une violente ophthalmie se déclara. Un de mes confrères appelé ordonna une purgation et le calomélas à doses fractionnées. Au bout de six jours, la maladie augmentant toujours, on eut recours à moi.

L'œil gauche offrait alors les symptômes suivants : tuméfaction énorme de la paupière supérieure ; infiltration séreuse du tissu palpébral ; chémosis séreux considérable ; cornée trouble, légèrement infiltrée et granulée ; vascularisation d'un rouge pâle dans les membranes ; écoulement d'un muco-pus abondant. Le liquide sécrété est moins homogène et d'une couleur plus blanche que dans les cas ordinaires. Photophobie intense, peu douloureuse.

La couleur particulière de la sécrétion purulente, l'absence de douleurs vives, la présence d'un chémosis séreux, et la vascularisation pâle des membranes, me prouvèrent que dans cette occasion la phlegmasie n'avait pas revêtu ce cachet inflammatoire violent qui la distingue ; il est probable que la raison de cette modération dans les symptômes est dans l'ancienneté du virus morbifique.

Pour cette raison, je crus inutile de débuter par des antiphlogistiques énergiques. Je fis entrer la malade à ma maison de santé ophthalmique. Après avoir donné une purgation, j'administrai de suite le copahu, et je fis faire des injections oculaires avec le nitrate d'argent en collyre.

Après douze jours de traitement, l'ophthalmie avait complètement disparu. Il ne restait plus que quelques granulations conjonctivales que je cautérisai plusieurs fois avec le crayon de nitrate d'argent. L'œil ne porte aucune trace de la maladie dont il a été atteint.

Réflexions. *A.* Comme on a pu le voir par ces observations, j'ai l'habitude d'attaquer hardiment et vigoureusement les symptômes inflammatoires par des anti-phlogistiques énergiques. Les saignées générales ou locales, répétées suivant le besoin ; les dérivatifs sur le tube intestinal, sont les moyens que j'emploi de préférence pour juguler l'inflammation. J'ai soin de mettre cette médication en rapport avec l'idiosyncrasie du sujet et l'intensité de la maladie. C'est ainsi que je remplis la première indication du traitement, en arrêtant les symptômes de la phlegmasie.

B. En même temps que je combats l'inflammation, je dirige contre le produit morbide, la sécrétion du muco-pus, les moyens abortifs capables de modifier cet écoulement de la muqueuse oculaire. Le médicament qui m'a toujours réussi est un collyre légèrement caustique. Je le compose de 30 à 40 centigrammes de nitrate d'argent, sur 125 grammes d'eau distillée. Je l'emploie en injections sous les paupières, que je fais répéter trois et quatre fois par jour, si je le juge nécessaire. Ces injections doivent être pratiquées avec les précautions suivantes. Avant d'injecter le liquide caustique, j'ai pour habitude de faire deux injections préparatoires avec un collyre au laudanum, 50 gouttes de ce médicament sur 200 grammes d'eau distillée. J'ai pour but, en agissant ainsi, de débarrasser préalablement la muqueuse oculaire de la sécrétion puriforme qui la recouvre. Il en résulte que lorsque j'emploie consécutivement les injections avec le collyre caustique, celui-ci peut agir plus directement sur la muqueuse détergée par les premières injections, et son action est rendue par cela même plus énergique et plus directe. Dans l'intervalle de ces injections, je fais tenir sur les yeux des compresses trempées dans le collyre laudanisé. Je calme ainsi la douleur que produit le caustique.

Je préfère les injections oculaires avec le collyre au nitrate d'argent à ce médicament employé en crayon, pour plusieurs raisons. La première, c'est qu'avec le crayon il est impossible de cautériser la muqueuse oculaire dans toute son étendue; la seconde, c'est qu'il est fort difficile, pour ne pas dire impossible, de mesurer l'action du caustique en l'employant sous la forme solide, inconvénient grave à mes yeux, et qui n'est pas exempt de dangers sérieux; la troisième, c'est que la cautérisation avec le crayon présente souvent des difficultés dans son application. Par les injections avec la seringue, j'obvie à tous les dangers, à tous les inconvénients. En effet, avec ces injections, je puis porter le liquide cautérisant sur toute la surface de la muqueuse malade; d'un autre côté, par la facilité que j'ai de doser le médicament, je puis en augmenter ou en diminuer l'énergie, suivant les changements qui surviennent dans la phlegmasie, ou selon le degré d'irritabilité du malade. Enfin, rien n'est plus facile à faire que ces injections, car il suffit pour cela d'introduire doucement le bout d'une seringue d'Anel sous la paupière supérieure, et de pousser légèrement le piston. Cette méthode est aussi moins douloureuse, et c'est bien quelque chose pour le patient. Les injections doivent être continuées jusqu'à ce que la sécrétion de la muqueuse soit complètement tarie.

C. Ce n'est en général que lorsque les premiers symptômes de la phlegmasie, qui sont d'ordinaire les plus violents, ont été calmés par la médication anti-phlogistique, que j'ai recours au médicament spécifique. Les capsules ou les pilules au copahu me suffisent ordinairement pour arrêter l'écoulement. Quelquefois, néanmoins, j'associe le poivre cubèbe au copahu, comme dans l'observation première. Je fais continuer le médicament spécifique jusqu'à la disparition complète de l'écoulement oculaire, à moins qu'il ne se produise des symptômes d'irritation sur le tube intestinal, qui me forcent d'en suspendre l'emploi.

D. Vers la fin de l'ophthalmie, lorsque la sécrétion purulente est à peu près arrêtée, je remplace souvent les injections caustiques par des bains d'yeux, avec un collyre au sulfate de cuivre; ce médicament donne du ton à la muqueuse, et la débarrasse des petites granulations qui peuvent avoir résisté.

Je puis certifier qu'à l'aide de ce traitement, modifié et combiné suivant les circonstances, je suis toujours parvenu à obtenir les résultats les plus complets et les plus satisfaisants. Je ne saurais donc trop en recommander l'emploi.

DE LA KISTOTOMIE,

OU DU

Déchirement de la Cristalloïde postérieure après l'opération de la cataracte par extraction, comme moyen d'éviter la formation des cataractes capsulaires consécutives.

De tous les accidents qui peuvent survenir après une opération de cataracte, un des plus fréquents et des plus graves, est l'opacité de la capsule qui enveloppe le cristallin.

Cette cataracte consécutive ou secondaire, comme on l'appelle quelquefois, peut être due 1° à l'opacité de la cristalloïde antérieure; 2° à celle de la cristalloïde postérieure; 3° à l'opacité simultanée des deux feuillets capsulaires. Cette dernière espèce est beaucoup plus fréquente qu'on ne le pense généralement (1).

La cataracte capsulaire peut survenir après toutes les méthodes opératoires, parce que, quel que soit le procédé employé, il est impossible que l'un

(1) Il est bien entendu que je ne m'occupe point ici des autres espèces de cataractes membraneuses secondaires qui peuvent survenir à la suite de l'opération de la cataracte, et qui sont dues à des épanchements de lymphe, à des exsudations plastiques, résultats de l'inflammation consécutive des membranes internes ou des débris du cristallin.

des feuillets au moins de la capsule (dans l'abaissement et la division ils le sont le plus souvent tous les deux) ne soit pas lésé par les instruments dont on se sert pour extraire, abaisser ou diviser le cristallin. S'il est vrai, ce qui ne me paraît pas bien prouvé, que la cataracte capsulaire soit plus fréquente après l'opération par extraction, qu'à la suite de celle par abaissement, on pourrait donner de ce fait la raison suivante : c'est que, par cette dernière méthode, il peut arriver quelquefois, lorsqu'il n'y a pas eu déchirement de la capsule, que celle-ci soit entraînée au fond de l'œil avec le cristallin.

Quoi qu'il en soit, comme ce fait est exceptionnel, il n'en reste pas moins bien établi que l'opacité consécutive des cristalloïdes se montre malheureusement trop souvent après les opérations de cataracte. M. le docteur Sichel, sur l'opinion duquel je m'appuierai en cette circonstance, dit avoir observé que l'opacité capsulaire, partielle ou complète, est l'accident consécutif le plus commun. C'est ce qui m'a paru ressortir clairement des paroles de ce médecin, lorsqu'il dit : « Qu'il » n'a jamais vu une cristalloïde antérieure restée » en place après une opération de cataracte pratiquée par une méthode quelconque, conserver » indéfiniment sa transparence, que l'instrument » ait entamé ou non son tissu. Si donc on a jamais

» observé le contraire, ce ne peut être que dans » des cas exceptionnels et excessivement rares. » (*Annales d'oculistique*, numéro du 20 mars 1847, p. 111.)

Mais, en attribuant la cataracte dont il s'agit à l'opacité de la cristalloïde antérieure seule, opinion généralement adoptée, on commet, à mon avis, une erreur. En effet, j'ai été à même d'observer maintes fois, que lorsque cette opacité était assez considérable, et qu'elle dépassait ce degré caractérisé par quelques petits linéaments grisâtres peu apercevables à l'œil nu, en un mot, qu'elle constituait réellement une cataracte, elle s'étendait souvent au feuillet postérieur. C'est ce dont je me suis assuré en faisant ramollir dans de l'eau des cataractes capsulaires consécutives extraites par une seconde opération. En examinant alors attentivement, à la loupe, ces capsules opaques, je suis parvenu à reconnaître très distinctement les traces des deux feuillets : il m'est même arrivé quelquefois de parvenir à les séparer l'un de l'autre. Au reste, y a-t-il donc lieu de s'étonner que l'opacité atteigne simultanément les deux cristalloïdes ? Quelle est la cause qui amène cette opacité ? Tout le monde le reconnaît, c'est une espèce de phlegmasie traumatique qui succède à la lésion de la membrane par les instruments. Eh bien ! comment cette phlegmasie ne gagnerait-elle pas souvent le feuillet postérieur, puisque, le cristallin enlevé, les deux feuillets capsulaires se trouvent alors en contact immédiat et direct par l'absence du corps qui les séparait l'un de l'autre : leur accollement devient nécessairement inévitable. Cette communication de la phlegmasie, du feuillet antérieur au postérieur, s'explique parfaitement alors par le contact et par la continuité de tissus. Les deux cristalloïdes, l'anatomie le prouve, forment une seule et même poche membraneuse qui enveloppe le cristallin, et, suivant toute probabilité, lui sert de membrane séreuse, de la même façon que la membrane de Descemet à la chambre antérieure. L'inflammation suit, dans ce cas, un mode de propagation que nous retrouvons dans des organes analogues.

Et, il faut le dire de suite, si cette cataracte capsulaire survient si souvent, c'est qu'il n'est besoin que d'un faible degré de phlegmasie pour lui donner naissance. Il n'est même pas rare d'observer dans la pratique des cas, où cette capsulite n'est accompagnée d'aucun symptôme d'inflammation des autres membranes de l'œil, à part une injection conjonctivale légère, inévitable après une opération de cataracte; c'est ce qui explique l'absence de symptômes sensibles, tels que la douleur, le larmoiement, etc., dans les cas de cette nature. L'état inflammatoire, borné alors à la capsule, échappe complètement à l'observation, parce qu'il n'est accompagné d'aucun symptôme perce-vable par les sens. Aussi n'est-il pas d'opérateur qui n'ait eu le désenchantement, en levant le bandeau à un malade auquel il croyait la vue rendue, de rencontrer des cataractes capsulaires, et une cécité nouvelle.

Si nous examinons maintenant quels sont les moyens de remédier à ces cataractes capsulaires consécutives, nous trouverons que l'art ne possède qu'une seule ressource, c'est de soumettre l'opéré à une seconde opération (1).

Or, tous les chirurgiens sont d'accord à ce sujet, une seconde opération est toujours une chose grave, hasardeuse. On le conçoit, ce n'est pas sans un danger plus grand qu'on soumet un organe aussi délicat que l'œil, aux chances d'une nouvelle manœuvre chirurgicale. Il est incontestable que l'inflammation consécutive est plus à redouter après cette nouvelle opération. D'un autre côté, le malade, qui déjà a supporté une première fois, sans résultat avantageux pour lui, les craintes, les ennuis, les longueurs d'une opé-

---

(1) Cette opération consiste à diviser, extraire, ou abaisser, suivant les indications, la membrane cristalloïdienne devenue opaque.

ration et de son traitement consécutif, est peu disposé à affronter les risques d'une seconde tentative plus incertaine encore : et, s'il s'y décide, à cause de la cécité dont il reste frappé, les conditions morales dans lesquelles il se trouve, me paraissent peu favorables aussi au succès de la nouvelle opération. Ajoutons qu'il est de règle de ne revenir à cette deuxième opération que longtemps après la première, six mois au moins ; et on comprendra toute la valeur, toute l'importance d'un moyen qui mettrait à l'abri d'une complication si grave et si fréquente.

Or, ce moyen d'éviter les cataractes capsulaires consécutives existe, il a été indiqué depuis longtemps ; mais, par malheur, il a eu le sort réservé à une multitude de choses utiles, il est resté à peu près inconnu, faute de publicité. Ce moyen prophylactique, c'est le déchirement ou la division de la cristalloïde postérieure, après le troisième temps de l'opération par extraction. L'inventeur de ce procédé opératoire, est M. Landrau, mon beau-père. Voilà comment il fut conduit à essayer cette manœuvre opératoire.

Frappé de cette remarque, que dans la grande majorité des cas, les cataractes secondaires qui surviennent après l'opération par extraction, sont presque toujours le résultat de l'opacité des capsules, et se développent presque sans inflammation; ayant été à même d'observer aussi, dans maintes occasions, que lorsque les cristalloïdes avaient été enlevées ou déchirées accidentellement pendant l'opération, jamais il n'était survenu de complication de cette nature : M. Landrau fut amené à penser que le déchirement de l'hémisphère postérieur de l'enveloppe cristalline, pourrait bien être le moyen d'éviter ces accidents consécutifs. Il résolut donc, après mûre réflexion, de tenter cette expérience.

Ses premiers essais ayant été couronnés d'un succès complet, M. Landrau crut devoir faire connaître à l'Académie royale de médecine la découverte qu'il venait de faire, et il adressa pour cela à cette compagnie, en l'année 1828, un petit mémoire très succinct, où il énuméra tous les avantages de son procédé opératoire. MM. Demours et Reveillé-Parize, qui furent chargés de faire un rapport sur ce mémoire, reconnurent que le moyen indiqué pouvait, en effet, garantir les opérés des cataractes capsulaires secondaires. Mais ils ajoutèrent (avant d'avoir expérimenté), que ce procédé opératoire ne leur paraissait pas sans danger, parce qu'il leur semblait impossible, en le mettant à exécution, de ne pas déchirer quelques cellules de l'hyaloïde, et par conséquent de donner issue à une portion du corps vitré. Nous discuterons plus loin la valeur de cette objection au point de vue de la réussite de l'opération. Nous nous contenterons de la signaler ici.

Depuis cette époque, M. Landrau a opéré, par son procédé, quelques centaines de cataractés : je n'exagère pas, car j'ai sous les yeux plus de quinze cents observations. Moi-même, depuis plus de dix années que je m'occupe spécialement d'ophthalmologie, j'ai pratiqué plus de trois cents fois la kystotomie postérieure. Enfin, un chirurgien distingué de l'hôpital militaire de Rochefort, feu M. le docteur Clémot, qui avait eu occasion de voir employer ce procédé, a avoué plusieurs fois, dans son cours de clinique, qu'il s'en était servi avec succès. Les preuves à l'appui de notre méthode opératoire s'élèvent, comme on le voit, à un chiffre imposant. On comprend dès-lors de quelle valeur peut être à nos yeux toute objection théorique. En chirurgie, les résultats sont la preuve matérielle de la bonté d'un procédé opératoire. Toute objection doit tomber, suivant nous, devant des succès nombreux et reconnus.

J'arrive de suite à la description du procédé opératoire.

Mais avant, et pour faciliter l'intelligence de ce procédé, je rappellerai que l'opération de la cataracte par extraction se fait ordinairement en trois temps bien distincts, et ainsi divisés. — (Procédé de Wenzel.) Premier temps : Section de la cornée.

— Deuxième temps : Déchirement de la cristalloïde antérieure. — Troisième temps : Extraction du cristallin.

C'est à la suite de ce troisième temps, qui est le dernier dans l'opération ordinaire, que je pratique le déchirement de la cristalloïde postérieure. Mais avant de décrire le procédé opératoire, il me faut faire connaître l'instrument que j'emploie pour l'effectuer.

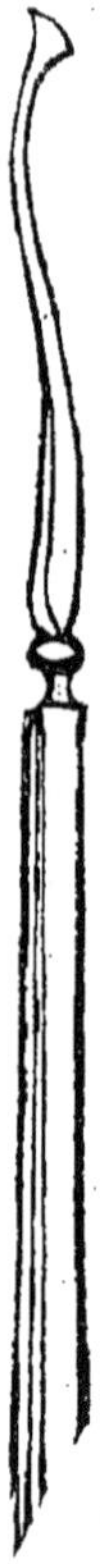

L'instrument ci-contre est composé, comme on le voit, d'une petite tige ronde, recourbée légèrement depuis sa partie médiane jusqu'à sa partie supérieure, et diminuant progressivement de grosseur de bas en haut, pour se terminer par un petit renflement triangulaire, offrant assez bien la forme d'une petite *flamme*, cet instrument dont se servent les vétérinaires pour saigner les chevaux. Cette petite flamme est aiguë à son sommet et tranchante des deux côtés. La petite tige est montée sur un manche d'aiguille à cataracte à quatre pans.

J'arrive maintenant au procédé opératoire.

Kistotomie postérieure.

Position de l'opéré. — Le malade reste assis comme pendant les autres temps de la manœuvre opératoire. Je me place derrière lui, je pose mon pied gauche sur une chaise un peu plus élevée que la sienne, afin que ma cuisse fléchie puisse servir d'oreiller à sa tête. Je recommande alors à l'opéré de renverser la tête en arrière et de l'appuyer solidement sur ma cuisse. Puis soulevant doucement la paupière supérieure avec le doigt indicateur de la main gauche, en ayant le soin d'éviter toute pression sur le globe, je fais abaisser l'inférieure par le doigt d'un aide, et je procède à l'opération.

Procédé opératoire. — Le kystitôme tenu avec la main droite, de la même manière que l'aiguille à cataracte, quand on emploi ce dernier instrument pour aller déchirer la cristalloïde antérieure, dans le second temps de l'opération par extraction, je l'introduis à plat, sous le lambeau de la cornée, et je le fais avancer jusqu'à la partie supérieure de la pupille. Arrivé là, par un quart de mouvement de rotation que je fais subir au manche de l'instrument, je retourne la petite flamme dont son extrémité supérieure est armée, de manière à ce qu'elle présente sa partie aiguë et tranchante aux parties à inciser. Alors, par un second mouvement direct, de haut en bas, je divise la cristalloïde postérieure dans sa partie centrale et correspondante au diamètre vertical de la pupille; puis, après avoir écarté les lambeaux de cette membrane des deux côtés interne et externe de l'ouverture pupillaire par un double mouvement de l'instrument en dedans et en dehors, je retourne mon instrument sur le plat, afin de ne pas léser l'iris, et je le retire légèrement de l'œil, comme je l'y avais introduit (1).

Cette manœuvre opératoire, assez longue à décrire, demande quelques secondes pour être exécutée. On peut, pour plus de clarté, la diviser en six temps.

Premier temps : Introduction du kystitôme sous le lambeau de la cornée, dans la première position (à plat).

Deuxième temps : Mouvement de rotation du manche, pour placer l'instrument dans la deuxième position (la flamme présentant sa pointe aux parties profondes de l'œil).

Troisième temps : Incision de la cristalloïde.

Quatrième temps : Ecartement des lambeaux de cette membrane, en dehors et en dedans.

Cinquième temps : Retour de l'instrument à la première position (à plat).

Sixième temps : Retrait de l'instrument.

---

(1) Ces divers mouvements du kystitôme doivent être exécutés sans lever la main, pour éviter de soulever le lambeau de la cornée et l'introduction de l'air dans la chambre antérieure.

Voyons maintenant quels sont les phénomènes qu'on observe dans l'œil, après avoir exécuté la kystotomie.

Sitôt que la cristalloïde postérieure a été déchirée, la pupille qui, en général, après une opération de cataracte, conserve momentanément une teinte trouble et grisâtre, devient subitement d'une belle couleur noire. Cela tient à ce que la cristalloïde, ne pouvant être déchirée sans que quelques cellules de l'hyaloïde aient été intéressées dans cette lésion, l'humeur vitrée contenue dans ces cellules hyaloïdiennes flue à travers la pupille, la déblaie des quelques couches cristalliniennes qui restent après l'extraction de la lentille, et donne ainsi à cette ouverture sa netteté normale. De plus, après l'incision de la cristalloïde postérieure, le corps vitré qui, après l'extraction du cristallin n'est maintenu en place que par ce voile membraneux, fait hernie en avant, sitôt cette capsule déchirée, et vient s'interposer entre ses fragments qu'il tient écartés. C'est ainsi qu'il met empêchement à toute cicatrisation et à toute réunion ultérieure de ces lambeaux entre eux. C'est aussi pour cette raison que toute cataracte capsulaire devient impossible après notre procédé opératoire. En effet, dans le cas où les lambeaux des capsules deviendraient opaques, ils seraient toujours trop éloignés du champ de la pupille pour pouvoir nuire à la vision.

Il nous reste à examiner, en dernier lieu, si les reproches adressés à notre méthode opératoire sont fondés ; si les inconvénients qu'on lui trouve sont basés sur des faits pratiques. Or, nous le répétons, ces reproches ne sont appuyés sur aucun fait sérieux, sur aucune expérience pratique. De quelle valeur peuvent-ils être dès lors pour le praticien ? Vis-à-vis d'un nouveau procédé opératoire, tout jugement, pour être solide, doit être basé sur l'expérimentation : en dehors de ce contrôle, il n'y a qu'erreur ou prévention. Je sais bien qu'il est plus facile de dire *à priori*, et sans se donner la peine d'expérimenter, comme l'a fait M. Velpeau : « Je » ne pense pas que déchirer la capsule postérieure, » après avoir extrait le cristallin, comme le con- » seille M. Landrau, fût un moyen prudent et qui » offrît quelque avantage (1). » Mais une opinion ainsi formulée d'avance n'a pas besoin de réfutation. Tout jugement, quelle que puisse être la valeur scientifique de l'homme qui le porte, perd son importance chirurgicale, quand il n'est appuyé sur aucune preuve matérielle. On se contente d'y répondre par des chiffres constatés de succès ; c'est ce que nous ferons tout à l'heure : mais avant, disons

(1) Velpeau. *Médecine opératoire*, p. 434.

deux mots d'un autre reproche adressé à notre procédé par l'un des rapporteurs de l'Académie.

Le grand inconvénient que nous semble présenter la kystotomie postérieure, a dit Demours, c'est de ne pouvoir être mise à exécution sans entraîner après elle l'évacuation d'une portion plus ou moins considérable du corps vitré.

Le fait est vrai, nous avons été le premier à le reconnaître et à le constater, discutons-en maintenant la gravité. Il est impossible, en effet, d'ouvrir la capsule postérieure du cristallin, sans que quelques unes des cellules de l'hyaloïde, qui sont en contact immédiat avec cette membrane, ne soient déchirées par le kystitôme, et sans que, par conséquent, l'humeur vitrée qui est contenue dans ces cellules, ne s'écoule. Mais je dois le constater de suite ici, lorsqu'on prend pour l'opération les précautions indiquées, c'est-à-dire, qu'on a le soin de faire tenir la tête de l'opéré bien horizontalement; qu'on a affaire à un corps vitré sain, et qui présente sa densité normale; quand enfin, la manœuvre opératoire est faite avec toute la délicatesse et l'habileté qu'elle réclame, l'humeur vitrée contenue dans les cellules ouvertes par l'instrument, dans la majorité des cas, ne s'écoule même pas au dehors; elle s'épanche dans les chambres de l'œil qu'elle remplit. Cet accident n'arrive que dans les cas où le corps vitré est affecté d'un commencement de ramollissement. Au reste, dans tous les cas, cette évacuation du corps vitré est si peu considérable qu'elle ne saurait être dangereuse. De plus, il suffit toujours de laisser retomber la paupière supérieure pour l'arrêter de suite; l'occlusion complète de l'ouverture palpébrale, et le rapprochement forcé des deux bords de l'incision de la cornée, y mettant immédiatement obstacle. Je ne me suis jamais aperçu que cette légère évacuation d'humeur vitrée, nuisît au succès de l'opération, ou provoquât une plus vive inflammation. Tous les chirurgiens, qui ont pratiqué un assez grand nombre d'opérations de cataractes ont été à même d'observer comme moi, que dans les cas où cette évacuation a lieu accidentellement, soit après une section trop brusque de la cornée, soit pendant les pressions faites sur l'œil, pour faciliter la sortie du cristallin, au troisième temps de l'opération par extraction; elle n'est pas toujours accompagnée de phlegmasie. Cependant il est incontestable que dans ces cas-là, elle est ordinairement beaucoup plus considérable qu'après la kystotomie postérieure; de plus elle n'est pas prévue à l'avance par le chirurgien, comme pendant notre procédé, elle ne peut donc pas être empêchée, ou du moins arrêtée presque aussitôt, quand elle arrive. On le voit, les conditions sont bien différentes dans les deux cas; or, personne ne le niera, un danger s'évanouit, quand on s'y attend, et qu'on a en main le moyen de l'arrêter, et même de l'éviter.

Ainsi donc, le seul inconvénient sérieux reproché à la kystotomie postérieure, se réduit à peu de chose, quand on l'examine de près, et surtout quand on le soumet au contrôle de l'expérimentation. Ce que je puis assurer, c'est que dans ma pratique, cet accident ne se produit pas une fois sur cinq, et que, dans aucun cas, il n'est grave.

En fin de compte, la meilleure preuve que je puisse donner de l'innocuité de la méthode que je propose, c'est le chiffre des succès obtenus avec elle, mis en parallèle avec celui des succès fournis sans elle. Par ce moyen ou pourra juger et sa valeur et son importance.

Or, si je prends le résumé des opérations de cataracte par extraction que j'ai pratiquées, du 1er janvier 1846 au 1er septembre 1847, pendant un laps de temps de dix-huit mois, je trouve un total de 101 opérations, qui fournissent les résultats suivants :

En 1846, j'ai opéré 56 cataractes par extraction; en 1847, 45; total 101. Sur ce chiffre total, la kystotomie postérieure a été exécutée 75 fois; et ces 75 cas, ont fourni 66 succès complets, 1 demi succès et 8 insuccès. Dans les 26 cas, non suivis de déchirement de la capsule postérieure, j'ai eu 17 succès complets, 1 demi succès, et 8 insuccès, dont 4 par cataractes capsulaires consécutives. Je ferai observer, que dans tous les cas dont je parle ici, les cataractes étaient simples, de bonne nature, et n'offraient aucune complication. Ainsi donc la preuve mathématique est en faveur de notre procédé opératoire, puisque en le mettant à exécution nous avons réussi neuf fois à peu près sur dix, tandis qu'en ne l'employant pas, nous avons eu un insuccès par cinq opérations à peu près. N'est-ce pas là le meilleur argument contre les objections qu'on a pu diriger contre lui?

Il ne nous reste plus maintenant qu'à mettre en relief les avantages réels que fournit le déchirement de la cristalloïde postérieure.

Le premier avantage de la kystotomie postérieure, c'est de mettre obstacle à la formation de toute cataracte capsulaire consécutive. J'ai expliqué plus haut comment cet accident devenait impossible après son emploi; je n'y reviendrai pas ici.

Un second avantage fourni par notre procédé, c'est le déblaiement de la pupille, par l'entraînement dans la chambre antérieure, lors du déchirement des cellules hyaloïdiennes, de tous les débris du cristallin, qui encombrent souvent cette ouverture après l'extraction de cette lentille. Par ce moyen, l'emploi de la curette, au troisième temps de l'opération, devient complètement inutile.

Enfin, et c'est là le plus important de tous, à nos yeux, le dernier avantage de la kystotomie postérieure, c'est de rendre la vue souvent plus nette qu'après l'opération ordinaire. Cela s'explique par l'absence complète de tous les linéaments grisâtres qui s'aperçoivent presque toujours après l'opération de la cataracte, linéaments qui se produisent sur les capsules dans la grande majorité des cas, comme le fait observer M. Sichel, et qui sont la trace probable de la lésion de ces membranes par les instruments.

Ces avantages réels, joints à l'innocuité bien constatée par nous du procédé opératoire, paraîtront des raisons suffisantes, nous l'espérons, pour soumettre notre procédé au contrôle de l'expérimentation.

De l'emploi de la teinture d'Iode, pour amener la résorption de l'hypopion.

L'iode et ses diverses préparations ont été, depuis plusieurs années, l'objet d'études sérieuses, d'investigations approfondies de la part d'un grand nombre de praticiens. Des expériences suivies ont été faites sur ce médicament, tant dans les hôpitaux de France, que dans les établissements étrangers, et les résultats avantageux obtenus à l'aide de ce nouvel agent thérapeutique, ne sont aujourd'hui contestés par personne.

Coindet, médecin de Genève, est le premier qui conseilla l'iode pour le traitement du bronchocèle (goître). Les expériences tentées par ce praticien, furent répétées plus tard avec les mêmes avantages par MM. Coster, Brera, Angelot, Janson. L'efficacité de ce médicament dans le traitement du bronchocèle, que la plupart des médecins considèrent comme un engorgement scrofuleux de la glande thyroïde, ouvrit une voie nouvelle à la thérapeutique des scrofules, et un grand nombre de praticiens, M. Lugol entre autres, se hâtèrent de la mettre en usage contre les formes si multiples de cette grave affection. Plus tard, Thompson l'essaya pour provoquer l'absorption des kystes ovariques. A peu près à la même époque, M. Ricord le recommanda pour le traitement de l'hydrocèle, et M. Martin Solon eut l'idée de l'essayer pour hâter la résolution des épanchements qui se font dans la cavité du péritoine.

J'ajouterai que ce médicament a encore été mis en usage dans un grand nombre de maladies des femmes, l'aménorrhèe, la leucorrhée, la chlorose. M. Pierquin l'a employé comme antiblénorrhagique. Gendrin a démontré son efficacité contre la goutte et le rhumatisme; M. Biett prétend qu'il lui réussit très bien dans certaines affections tuberculeuses de la peau; M. Manson dit avoir obtenu, avec lui, la guérison de quelques affections nerveuses, la chorée, entre autres, et certains accidents paralytiques. Enfin, Berton affirme qu'une des propriétés les plus remarquables et les plus importantes de l'iode, est d'amener la guérison de la phthysie pulmonaire.

Disons, enfin, que l'iode, combiné avec le mercure, est employé maintenant par tous les praticiens contre les accidents syphilitiques de toute espèce, et qu'il jouit dans la thérapeutique de cette affection d'une faveur bien méritée.

Comme on le pense bien, nous n'avons pas l'intention de discuter ici la valeur de cet agent thérapeutique, dans le traitement des différentes maladies que nous venons de rappeler; nous avons voulu seulement prouver, par ce petit aperçu historique, que personne, jusqu'à ce jour, n'avait eu l'idée de l'employer contre l'accident inflammatoire dont nous allons entretenir nos confrères. La propriété bien établie de l'iode à faciliter l'absorption des engorgements glanduleux, est la raison qui nous a poussé à l'essayer pour favoriser la résorption de l'hypopion de la chambre antérieure. Nous allons raconter dans qu'elles circonstances ces essais ont été faits, et les résultats que nous avons obtenus.

Inflammation interne de l'oeil. Hypopion.

Observation première. — Le 23 mars 1845, madame Suran, âgée de 69 ans, demeurant à Lyon, rue St-Joseph, 2, me fit appeler auprès d'elle pour une maladie de l'œil droit. A l'examen je reconnus une inflammation violente des membranes internes, avec ulcération de la cornée dans sa partie inférieure, et épanchement considérable de pus dans la première chambre de l'œil. Cette phlegmasie était, comme toujours, accompagnée de violentes douleurs dans tout le côté correspondant de la tête. Elle datait d'un mois et demi, à peu près : et un de mes confrères, appelé avant moi, avait dirigé contre elle quelques moyens antiphlogistiques peu énergiques, qui, pour cette raison probablement, n'avaient amené aucune amélioration.

Je soumis immédiatement la malade à un traitement antiphlogistique énergique : une saignée du bras, une application de sangsues à l'apophyse mastoïde droite, une purgation avec les pilules écossaises d'Anderson, une tisane légèrement laxative, des dérivatifs sur les extrémités inférieures, des frictions au-dessus du sourcil avec la pommade belladonisée amenèrent, en quatre jours, une résolution presque complète de la phlegmasie. Sous l'influence de ce traitement, l'injection des membranes externes disparut presque tout-à-fait ; les douleurs céphaliques s'amendèrent ; mais l'épanchement de pus ne présenta aucun signe de résorption ; et l'iritis, entretenu par la présence de l'hypopion, restait stationnaire ; la pupille demeurait resserrée et trouble ; l'ulcère de la cornée, sans augmenter précisément de largeur ou de profondeur, ne semblait pas marcher vers la cicatrisation.

C'est alors que j'eus l'idée, pour accélérer l'absorption de l'hypopion, d'essayer les instillations d'un collyre ioduré dans l'œil. J'ordonnai donc de faire tomber dans l'œil, trois fois par jour, quatre ou cinq gouttes du collyre suivant :

Eau distillée.	20 grammes.
Teinture d'iode.	15 id.
Hydriodate de potasse. . .	1 décigramme.

Cet essai fut couronné de succès. En effet, après 4 jours de l'emploi de ce médicament, l'hypopion, qui, dans le principe, était large à peu près comme une grosse lentille, se trouvait réduit à la grosseur d'une petite tête d'épingle ; il y avait donc absorption des trois quarts à peu près de l'épanchement. L'ulcère de la cornée se cicatrisait ; enfin, au bout de sept jours d'usage, le collyre ioduré avait amené la résorption complète de l'hypopion. Quelques pilules aloétiques et une deuxième purgation complétèrent le traitement. Un albugo, situé dans le point correspondant à l'ulcère de la cornée, et quelques fausses membranes pupillaires ont été les seules conséquences de cette maladie. La vue est restée trouble.

Ce résultat n'avait point échappé à mon observation; mais, comme un fait isolé ne peut rien prouver, j'avais attendu un cas analogue pour faire un nouvel essai, qui pût corroborer ou détruire le premier. L'occasion ne se présenta pas pendant longtemps, parce que, dans des cas de phlegmasie interne avec épanchement de pus, j'avais toujours été assez heureux pour réussir complètement à faire disparaître la cause et l'effet, par un traitement antiphlogistique simple. Mais, au mois de mai dernier, un cas analogue s'offrit à mon observation, et je me hâtai de recourir au médicament qui m'avait si bien servi une première fois. Voici en quelles circonstances.

Ophthalmie des membranes internes. Hypopion.

Observation deuxième. — M. Journeau, de Lyon, âgé de 71 ans, d'un tempérament sanguin, se présenta à ma consultation, le 24 mai 1846. Il était, depuis plus d'un mois, affecté d'une inflammation de l'œil droit. Les mêmes symptômes relatés dans l'observation précédente, accompagnaient la phlegmasie : injection rouge de tous les vaisseaux de la conjonctive et de la sclérotique, trouble et ulcère de la cornée dans sa partie médiane inférieure, iritis, épanchement de pus dans la chambre antérieure, douleurs violentes dans l'œil et dans la tête. Comme dans le premier cas, les symptômes principaux cédèrent, au bout de six jours, par l'emploi d'un traitement antiphlogistique énergique : saignées, dérivatifs, etc. L'hypopion seul résista, et ne donna aucun signe de résorption. C'est alors que je recourus, pour la seconde fois, à la teinture d'iode en collyre. Je l'employai de la même façon et aux mêmes doses que dans l'observation première ; et, au bout de huit jours, j'obtins avec elle la résolution complète de l'épanchement purulent. Le malade a été guéri avec un épais albugo de la cornée correspondant au point ulcéré.

Il nous semble impossible de mettre en doute l'action de la teinture d'iode dans les deux cas que nous venons de citer. Cette action, pour moi, est évidente, palpable. Avant l'emploi du médicament, aucun symptôme de résorption de l'épanchement de pus ne s'est manifesté. On instilla quelques gouttes du collyre ioduré dans l'œil, et bientôt l'hypopion, stationnaire jusqu'alors, diminua de volume et se résorba complètement; qui produisit ce résultat, sinon le médicament employé? Est-il possible en thérapeutique de voir des effets plus prompts et plus évidents? L'action est donc manifestement prouvée; établissons maintenant quelques indications plus précises.

Ce n'est point, comme on a pu le voir en lisant ces deux observations, contre les symptômes inflammatoires que j'ai employé le médicament, dont il est ici question. Je suis persuadé d'avance qu'il serait plus nuisible qu'utile dans la période d'acuité de l'inflammation. Ce n'est que lorsque les symptômes aigus sont tombés qu'il faut le mettre en usage. Son action est spéciale, suivant moi ; elle se borne à activer l'absorption, et conséquemment à faciliter la résorption de l'épanchement purulent. Il faut, avant de le mettre en usage, avoir combattu les symptômes aigus par un traitement antiphlogistique.

Ce n'est pas sur deux faits, je le sais, que l'on peut juger de la valeur réelle d'un agent thérapeutique; aussi, suis-je loin d'accorder à ces essais heureux plus d'importance qu'ils n'en méritent. Si je les ai publiés, c'est afin que les médecins qui s'occupent de la même spécialité que moi puissent, si bon leur semble, expérimenter de leur côté. Ce sera le meilleur moyen d'arriver promptement à une conviction sûre et bien établie. Pour mon compte, je ne négligerai aucune occasion de m'éclairer plus amplement sur la valeur de cet agent nouveau, et je promets de faire connaître en détail les résultats que j'obtiendrai, qu'ils soient heureux ou malheureux.

OPHTHALMIE PÉRIODIQUE.

Les deux cas d'ophthalmie intermittente qui font le sujet de cette note se sont présentés à mon observation avec des caractères si tranchés, si remarquables, qu'ils m'ont paru mériter une mention spéciale. En ophthalmologie, les cas de cette nature sont souvent enveloppés de vague, et n'offrent que très rarement un type nettement accusé; ce n'est que dans des cas exceptionnels, comme ceux que je vais retracer, que la périodicité se dessine franchement, et permet de recourir au spécifique. Voici les faits tels que je les ai observés.

Observation première. — Mademoiselle M***, de Beaune (Côte-d'Or), âgée de 14 ans, d'un tempérament lymphatique, vint me consulter le 18 mai 1847.

Cette jeune fille est atteinte depuis deux mois d'une inflammation de l'œil gauche, caractérisée par une injection très-forte de la conjonctive et de la sclérotique, un resserrement de la pupille et une photophobie intense.

La malade raconte que son affection a débuté par des accès névralgiques, revenant à des intervalles assez réguliers, et accompagnés d'une photophobie intense, sans injection des membranes. L'ophthalmie ne s'est manifestée que six mois après le commencement de ces crises nerveuses.

Depuis une dizaine de jours, les accès semblent s'être régularisés, et, au dire de la malade, ils reviennent périodiquement tous les deux jours.

Le 18 mai. J'ordonne une application de 10 sangsues à l'omoplate gauche, je panse l'œil avec une pommade laudanisée.

Le 19. Amélioration sensible le matin; l'injection vasculaire est moindre, la photophobie a diminué. Purgation avec 50 grammes de sulfate de soude. A huit heures du soir, accès névralgique violent; les douleurs prennent leur origine vers le trou sus-orbitaire, et de là vont s'irradiant en lancées douloureuses dans tout le côté de la tête correspondant. Cette crise dure la moitié de la nuit, malgré l'emploi d'une potion calmante, composée de 4 décigrammes de thridace, dans 125 grammes d'eau de tilleul, édulcorée avec 60 grammes de sirop d'althéa, et prise d'heure en heure.

Le 20. — Amélioration. — Nouvelle purgation, tisane de fleurs d'oranger. Même potion.

Le 21. A 8 heures du soir, nouvel accès nerveux, accompagné d'une rougeur vive des membranes et d'un larmoiement considérable.

Le 22. La périodicité me paraissant bien constatée, j'ordonne les pilules suivantes : sulfate de quinine 1 gramme, poudre de valériane 1 gramme, conserve de roses Q. S. pour faire S.A. 30 pilules, à prendre 10 par jour, 1 d'heure en heure.

Le 23. Bien.

Le 24. Léger accès le soir, beaucoup moins long et moins douloureux.—Continuation du remède antipériodique.

Depuis lors, les accès n'ont plus reparu. L'injection des vaisseaux s'est dissipée, et, au bout de huit jours, à part un peu de difficulté à supporter la lumière, il n'existait plus de symptômes de phlegmasie.

La médication antipériodique a été continuée pendant six jours consécutifs. De plus, je crus devoir conseiller à la malade, pour éviter toute récidive, de prendre pendant quinze jours, matin et soir, une cuillerée à bouche de vin de quinquina.

Il est évident que, dans ce cas, la phlegmasie oculaire était complétement sous la dépendance de la névralgie. Dans l'observation qui va suivre, l'inflammation de l'œil était, au contraire, l'affection primitive et dominante.

Observation deuxième. — Une jeune fille du département de la Loire, âgée de 17 ans, nommée Annette, d'un tempérament nerveux-lymphatique, et d'une constitution délicate, entra à ma maison de santé ophthalmique, le 20 septembre 1848, pour se faire traiter d'une inflammation de l'œil droit, qui remontait à trois semaines, et qui était caractérisée par une vascularisation rouge de la conjonctive, accompagnée d'un léger chémosis et d'une photophobie intense.

Cette phlegmasie, au dire de la malade, était compliquée, depuis cinq jours seulement, de crises très douloureuses, accès névralgiques, revenant régulièrement chaque soir, à une heure fixe (7 heures), pendant lesquels il y avait sécrétion de larmes chaudes et âcres.

Pendant ces accès névralgiques, comme je pus le constater le soir même, il y avait augmentation de la rougeur de la conjonctive et exacerbation de la photophobie. Cette crise douloureuse durait deux heures à peu près, puis les douleurs disparaissaient peu à peu, et, pendant le temps de repos, les symptômes inflammatoires s'effaçaient à peu près.

Après avoir constaté deux jours de suite l'intermittence de ces crises douloureuses, que n'avaient pu modifier une application de ventouses scarifiées aux épaules, une purgation et des fomentations calmantes, j'eus recours au sulfate de quinine, à la dose d'un gramme dans un julep gommeux. La crise qui suivit fut beaucoup moins forte, et le second jour l'accès ne revint pas. A partir de ce jour, l'inflammation suivit une marche progressivement décroissante, et disparut bien vite, à la suite de l'emploi de quelques antiphlogistiques légers.

Ces deux observations, qui offrent entre elles beaucoup de points de contact et de ressemblance, diffèrent néanmoins sous plusieurs rapports. Ainsi, dans le premier cas, les accès avaient revêtu le type tierce, et dans le second, le type quotidien. D'un autre côté, dans la première observation, la conjonctive avait évidemment eu pour cause les accès névralgiques ; tandis que, dans la seconde, la névralgie avait été provoquée par la présence de l'ophthalmie. Au reste, cette dernière forme n'est pas rare. En effet, on voit souvent les phlegmasies oculaires, pour peu qu'elles passent à l'état chronique, se compliquer de ces accès névralgiques. Malheureusement il est rare aussi de les voir revêtir un type périodique bien tranché, et qui permette de les attaquer par le spécifique. Aussi sont elles souvent fort difficiles à faire disparaître.

Dans ces deux cas, je constate, en terminant, l'effet prompt et sûr du sulfate de quinine, et la terminaison rapide de l'inflammation oculaire, dès qu'elle fut débarrassée de la complication nerveuse qui entravait sa guérison.

www.ingramcontent.com/pod-product-compliance
Ingram Content Group UK Ltd.
Pitfield, Milton Keynes, MK11 3LW, UK
UKHW021127230726
13926UKWH00002B/656

9 782014 104660